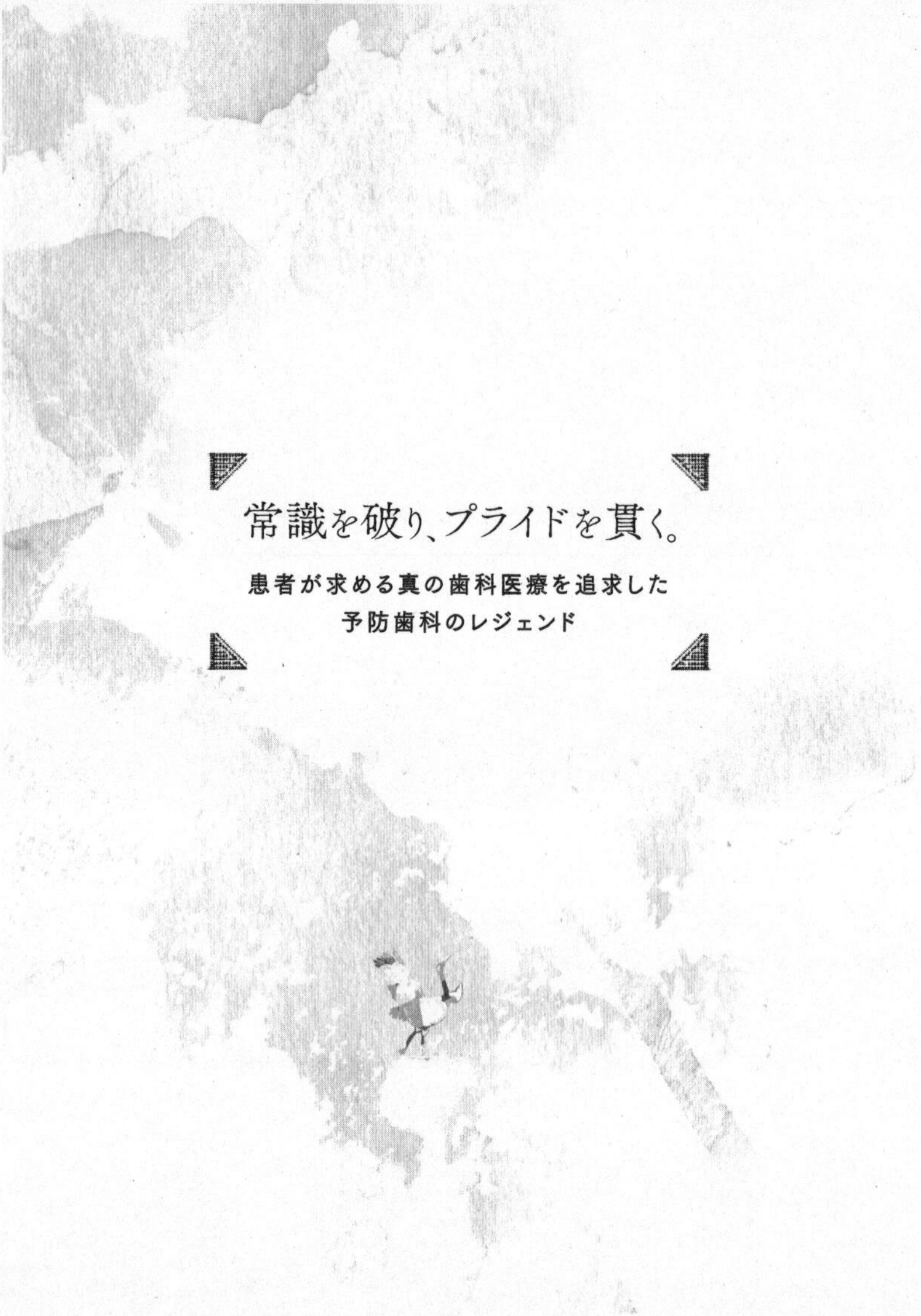

常識を破り、プライドを貫く。

患者が求める真の歯科医療を追求した
予防歯科のレジェンド

著者
株式会社オーラルケア

目次

はじめに …… 6

プロローグ …… 10

第1章　普通の歯科医師から、良心ある歯科医師へ …… 13

第2章　歯科医師ではなく、ひとりの人間として …… 27

第3章　患者が考えるのを手伝う …… 41

第4章　歯科衛生士が本当にすべきこと …… 55

エピローグ …… 64

おわりに …… 68

はじめに

一九五〇～七〇年代、アメリカで活躍したひとりの歯科医師がいます。ロバート・フランク・バークレーです。

当時のアメリカは治療の黄金時代。歯科医師たちはみな、高度な治療技術と最新の知識を身につけようと躍起になっていました。バークレーも例外ではありません。でも、ある時期を境にひとり立ち止まって考えるようになります。

むし歯や歯周病にならないようにすることに取り組まず、

このまま治療だけを繰り返していていいのだろうか。

これは、本当に医療といえるのだろうか。

自分が患者たちに行なってきた医療の問題
した。そして、「治療」から「予防」へと大きく舵を切ったのです。しかもその予防とは、

目次

はじめに …… 6

プロローグ …… 10

第1章　普通の歯科医師から、良心ある歯科医師へ …… 13

第2章　歯科医師ではなく、ひとりの人間として …… 27

第3章　患者が考えるのを手伝う …… 41

第4章　歯科衛生士が本当にすべきこと …… 55

エピローグ …… 64

おわりに …… 68

はじめに

一九五〇～七〇年代、アメリカで活躍したひとりの歯科医師がいます。ロバート・フランク・バークレーです。

当時のアメリカは治療の黄金時代。歯科医師たちはみな、高度な治療技術と最新の知識を身につけようと躍起になっていました。バークレーも例外ではありません。でも、ある時期を境にひとり立ち止まって考えるようになります。

むし歯や歯周病にならないようにすることに取り組まず、
このまま治療だけを繰り返していていいのだろうか。
これは、本当に医療といえるのだろうか。

自分が患者たちに行なってきた医療の問題を真正面から見つめ、悔い、悩み、反省しました。そして、「治療」から「予防」へと大きく舵を切ったのです。しかもその予防とは、

たんにむし歯や歯周病を防ぐことを超えて、「患者の一人ひとりが、生涯にわたって自分らしく生きること」を目指すものでした。

バークレーの歯科医師人生をかけたこの挑戦は、当時の歯科界の定説をくつがえす大革命。「歯科医師の役割は疾患の治療である」と信じて疑わなかった多くの人たちに衝撃を与えました。同時に、新たな希望をも与えました。「自分が本来やるべきことはこれなのかもしれない」「やりたかった医療とはまさにこれなのだ」と……。患者さんの人生を、そして、歯科医療従事者たちの人生をも変えたのです。

バークレーの語ったこと・行なったことは伝説となって残り、現在のアメリカにおける予防歯科の礎となっています。

さて、私たちの国はどうでしょうか。

日本では一九七九年、スウェーデンの歯科医師ペール・アクセルソン博士の来日を機に、歯科界にはじめて予防の風が吹きました。以来少しずつ「予防」を掲げる歯科医院が増え、それにともないメインテナンスに通う人も増えました。口腔ケアへの関心が高まり、今では9割の人が毎日歯を磨いています。

ところが、国民の口腔内の現状が劇的に良くなったかというと、そうではありません。原因も予防方法も明らかになっているはずのむし歯はいっこうにゼロにならず、歯周病の罹患率はずっと高いまま。八〇歳の人の平均残存歯数は、二〇一一年の調査で約一三本※1だったのが、二〇一六年に約十五本※2。二本増えたとはいえ、残っている歯は歯周病が進行していることが多く、〝きちんと噛み、健康を維持できるレベル〟からは程遠い状態です。

これらはおそらく、歯科医療従事者にとって耳の痛い情報でしょう。なぜなら、これまで取り組んできた「予防」が、成果につながっていない可能性を示しているからです。

※1　2011年　歯科疾患実態調査　現在歯・健全歯・DMF歯数および1人平均値、年齢別（5歳以上・永久歯）より
※2　2016年　歯科疾患実態調査　1人平均現在歯数・健全歯数・う蝕（DMF）歯数、年齢別（5歳以上・永久歯）より

プロローグ

一九七七年八月一三日、土曜日。夕刻にシカゴを発った小さなセスナ機が、イリノイ州イエーツ・シティの西、数マイルのところに墜落した。目撃者の話によれば、セスナ機は空中で火に包まれ、真っ黒な煙をあげながら地面に衝突したという。燃料漏れによる火災が原因とみられる。墜落の推定時刻は午後八時一三分。目的地マコムまであとわずかだった。

墜落機には三名が搭乗していたが、いずれも死亡が確認された。操縦士とその見習い、そしてもうひとりが、アメリカ全土に名を知られる歯科医師、ロバート・フランク・バークレーだった。

当時四六歳。シカゴでの講演を終えて、自宅へと戻る途中の悲劇だった。

では、歯科医師や歯科衛生士は今何をすべきなのか……?

この問いへの答えを、「患者一人ひとりのより良い生き方」を考えたバークレーに求めることにしました。彼自身が書いたものや、彼について人が書いたものを集め、その哲学や生き方を探りました。アメリカにわたり、彼の影響を直接受けた人への取材も行ないました。するとそのなかで、くっきりと見えてきたのです。今の日本に欠落している考え方や、日本の歯科医療従事者が持つべき、大切な〝ある視点〟が!

それらをまとめたのが、本書です。

バークレーの情熱と魂を現代によみがえらせ、みなさんの心にまっすぐ届けることができたら。そしてこの本を読んだあと、患者さんの歯を生涯守っていく方法をあらためて一緒に考えることができたらと思います。

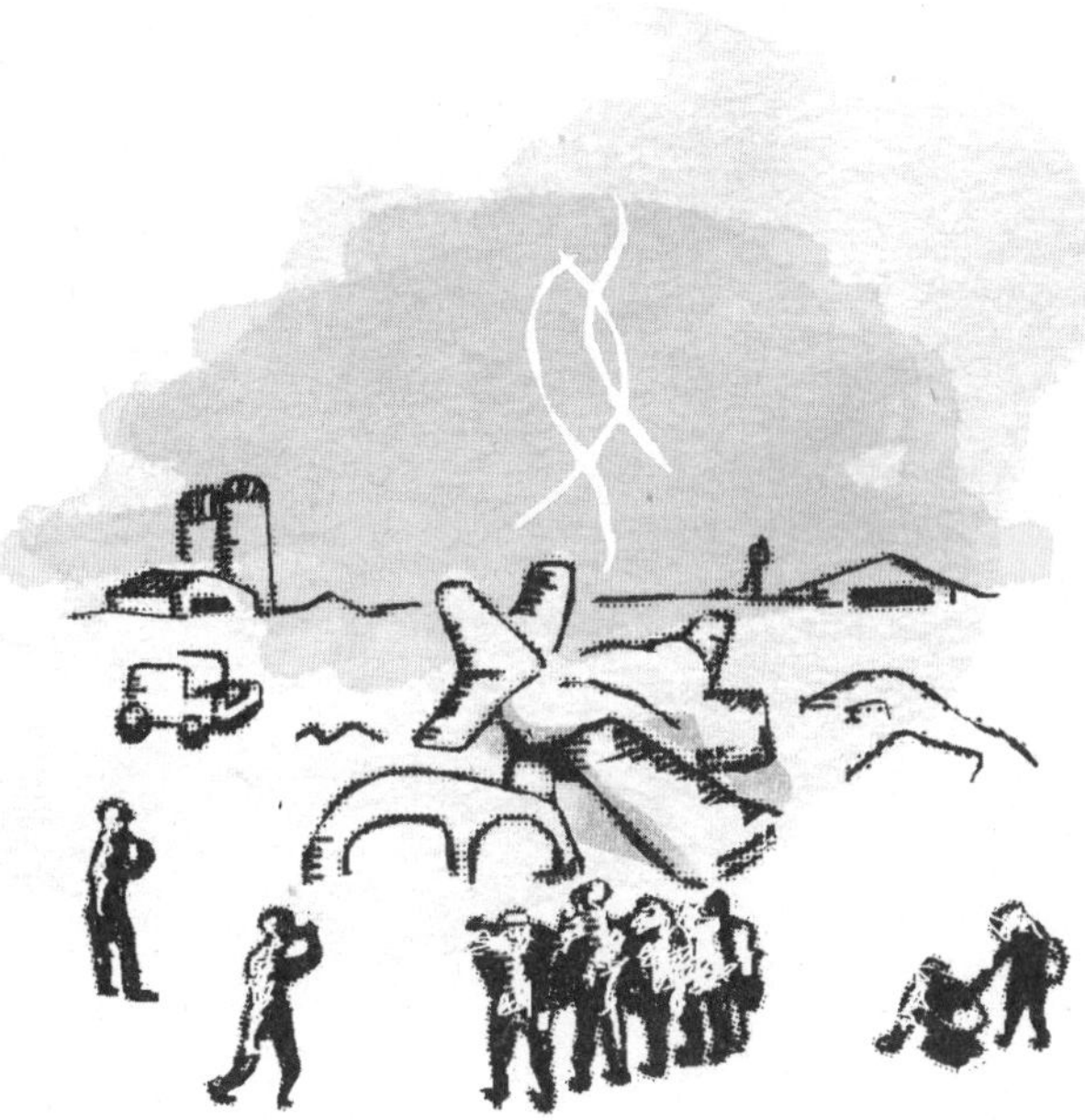

第1章

普通の歯科医師から、良心ある歯科医師へ

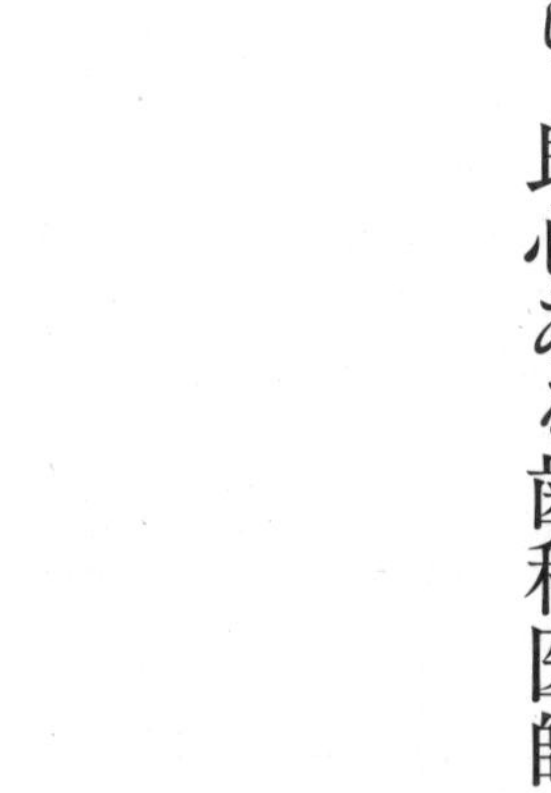

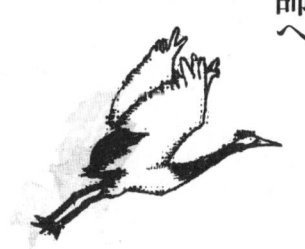

第1章　普通の歯科医師から、良心ある歯科医師へ

自分の持っている力を試したい。認めてもらいたい。お金持ちになりたい……。人には、そうした自己顕示欲が自然とあふれ出てしまう時期があります。若き日のバークレーも、まさにそうでした。

彼が書いた本『成功した予防歯科医療（Successful Preventive Dental Practices）』によると、シカゴの歯科大学を卒業したバークレーはまず、フィリピンで二年間の空軍生活※を送ります。そしてその後、ふるさとのイリノイ州マコムで歯科医院を開業しました。一九五七年。はじめは「シカゴ郊外で」と考えていた予定を変更してのことでした。その理由を本人は「どういうわけか」とにごしていますが、おそらく、都会で学んだ最新の歯科医療をひっさげて意気揚々と凱旋したい気持ちが少なからずあったのでしょう。

その小さな町には、親戚はもちろん、かつて一緒にフットボールをして遊んだ幼なじみやデートをした女の子もいました。彼らに歓迎され、尊敬され、ちやほやされ、歯科医師

※当時アメリカでは、18歳6ヶ月～26歳の男性の被徴兵者に24ヶ月の兵役が義務付けられていた。

としての生活は心地よくスタートしました。患者さんの数も収入も順調に増え、自信は日ごとに深まっていったといいます。

このころ、バークレーの頭にはまだ「予防」の「予」の字もありません。関心があったのはあくまでも「修復治療」。新しい治療技術を身につけては実践することに、意欲を燃やしていました。

以前治療したはずの患者さんの歯に問題が見つかったときにはショックを受け、自分の未熟さをおおいに反省します。まだまだ治療技術が足りないのだ！　もっと勉強しなければ！　と……。

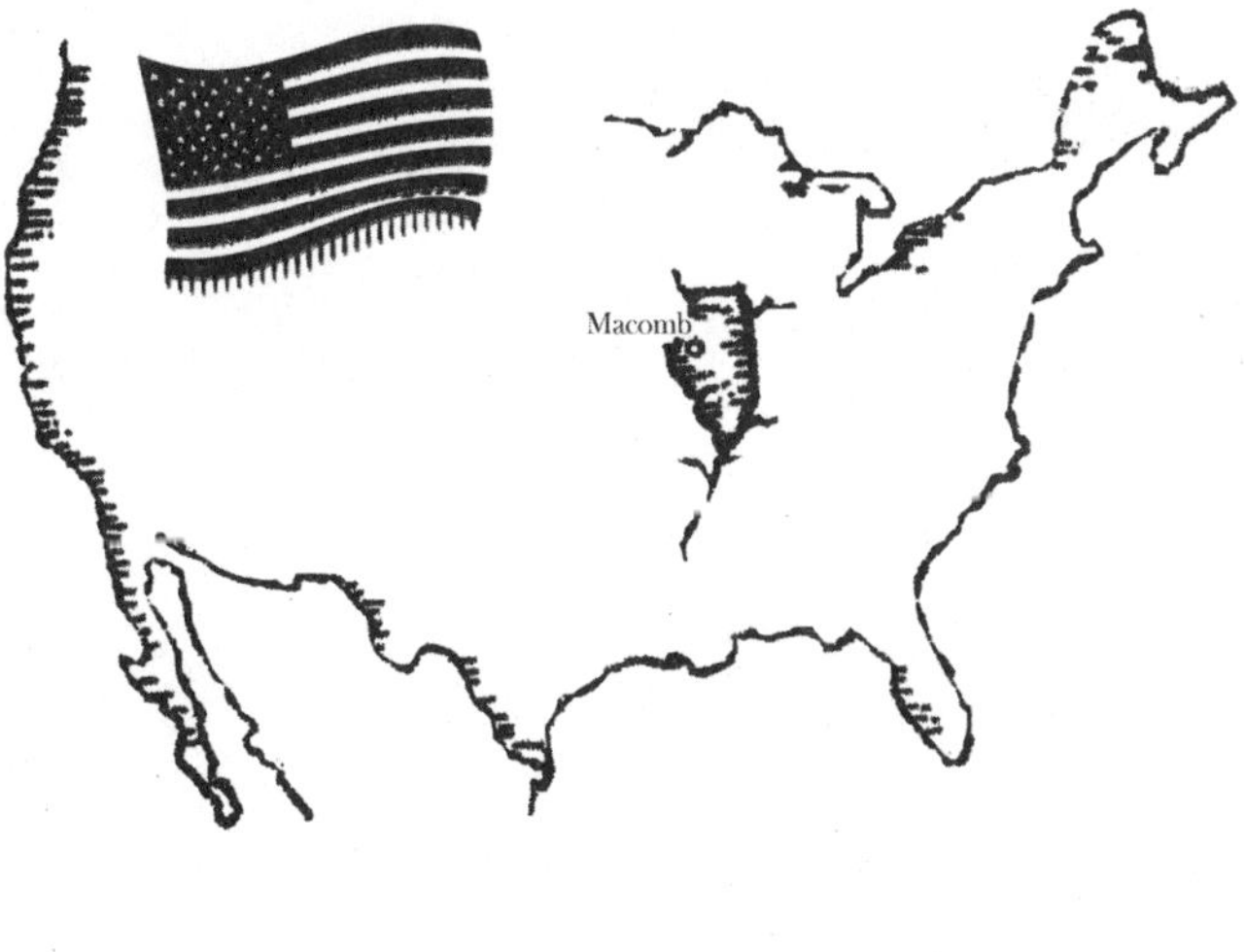

私は、自分が上質な歯科医療を実践しているものと確信していた。しかし三、四年経つと、私はみじめなまでに欠陥だらけの治療内容をカルテに書き込むようになっていた。前に私が治療したところが、明らかに悪くなっているのだ。じっと観察していると、助手がささやいた。

「バークレー先生、その歯の記入はもうお済みですよ」

私ははじめて、自分の歯科医療がまちがった状態にあることを悟った。そして、もっと質のいい治療をすればよいのだと、自分を納得させた。

また、尊敬する先輩にアドバイスを求めたのも、やはり治療に関することだけ。自分の診断や行なった処置が適切かどうかを気にしていました。

ある日、咬合の権威者であるクライド・スカイラー先生に、私の下した診断のいくつかを確認していただく機会があった。私の診療能力を見定めた先生は、思いやりのこもった様子で次のようにおっしゃった。

「……（中略）……君がもし開業医として立派にやっていきたいなら、どうすればもっと優れた歯科医療が行なえるかを学ぶべきだ。……（中略）……」

先生のこの率直な指摘に刺激を受けて、私は毎月短期間開かれているポストグラデュエート・コースを数年間受け、修復歯科医療のあらゆる側面を学んだのだった。


新たな治療技術を学んできては実践し、その治療に問題が見つかると、さらに学びに行く。治療のための診断能力を最大限に高める。バークレーの実直な追究は続きます。三～四年のあいだに、なんと六〇ものポストグラデュエート・コース（学部卒業後の課程）を受講したといいますから、相当に熱心な〝治療師〟だったのでしょう。

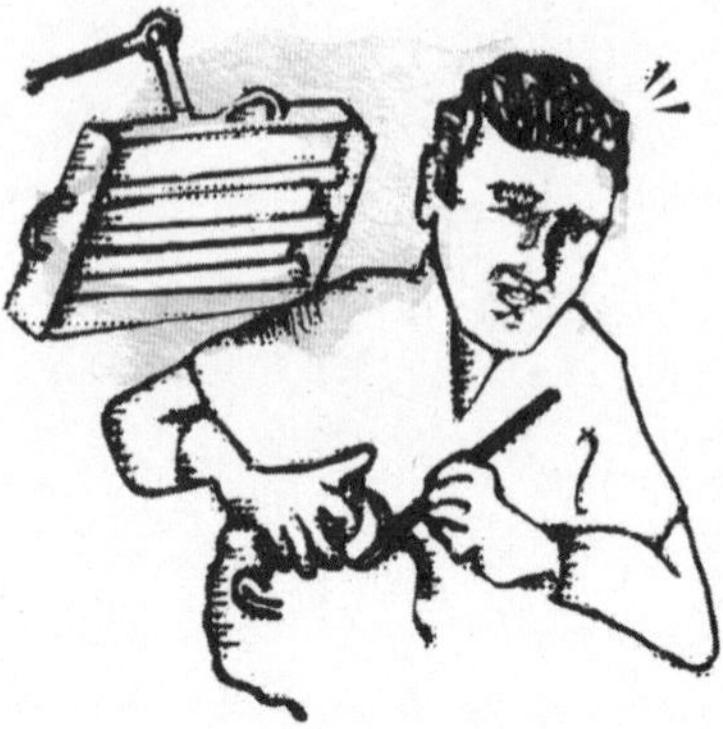

より多くのことを学んでいくにつれて、新たな問題が浮かびあがってきた。患者の口に、以前より多くの問題箇所を見つけるようになってしまったのだ！　患者一人ひとりの治療量はそれだけ増し、質的にもより複雑なものとなった。

もっと質の高い治療を。もっと精密な治療を。もっと、もっと――。こうした日々のなかで手にしたのは、莫大な収入でした。治療すべき場所が増えれば増えるほど、そして治療が高度になればなるほど、当然その報酬も大きかったからです。若者らしい野心と希望に満ちあふれていた当時のことを、バークレーはこう振り返っています。

心のなかでしだいに膨らんでいく〝巨大な富に輝く〟自分の姿をイメージしながら、それを支えに、私はこのうえなく幸せな気持ちでまっしぐらに突き進んでいった。

イリノイの田舎街マコムにあって、みるみる出世しお金持ちになっていくこの若者の存在は、どれほど目立っていたことでしょう。

バークレー自身が「最初の気楽な何年か」と表現する、この開業からの数年間について、本人が語る以上の情報は残念ながら残されていません。しかし、治療へとあれほどまでに傾倒していった理由は、当時の社会状況を振り返ると見えてきます。

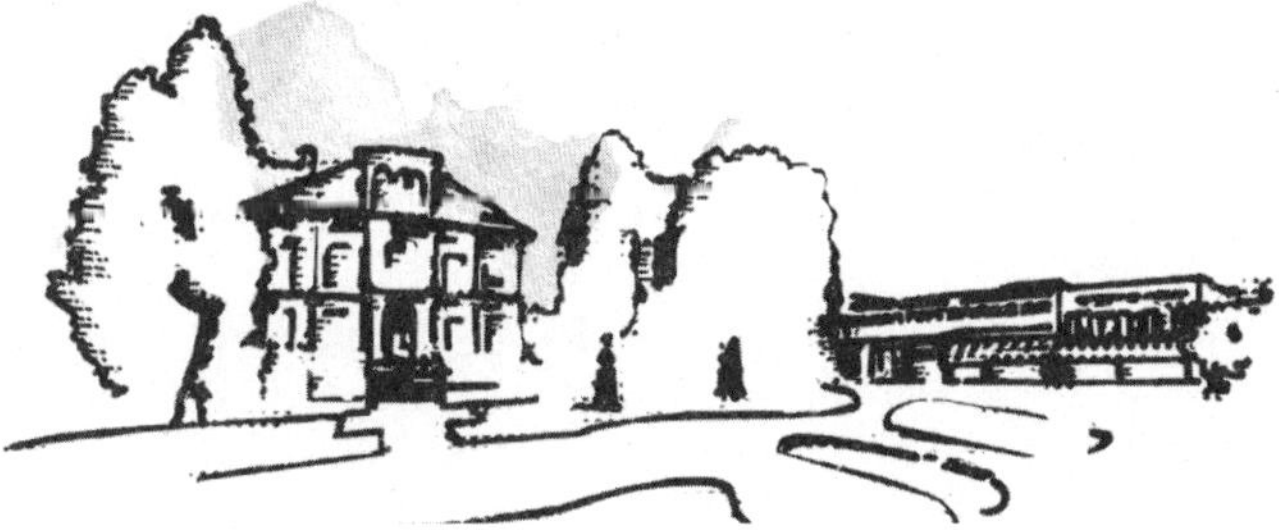

おりしも一九五〇年代のアメリカは、第二次世界大戦に勝利したあとの経済成長いちじるしい絶頂期。歴史上「黄金時代」「フィフティーズ」と特別な名前がつけられているほどの時代です。家電製品が次から次へと開発され、量産され、中流階級以上の人々はこぞってそれを買い求めました。自家用車も手に入れました。このお祭りのような雰囲気にだれもが酔いしれ、絶えず新しいものを求める風潮にあったのです。

歯科の分野にしても同じです。需要に応じて新しい治療技術や充填材料が開発されるなか、歯科医師たちはいち早くそれを臨床に取り入れようと必死でした。若きバークレーが野心を燃やしたのも、ある意味当然のこと。世の中の雰囲気に、歯科界全体の大波に乗るようにして、素直に治療技術を学んでいたのです。

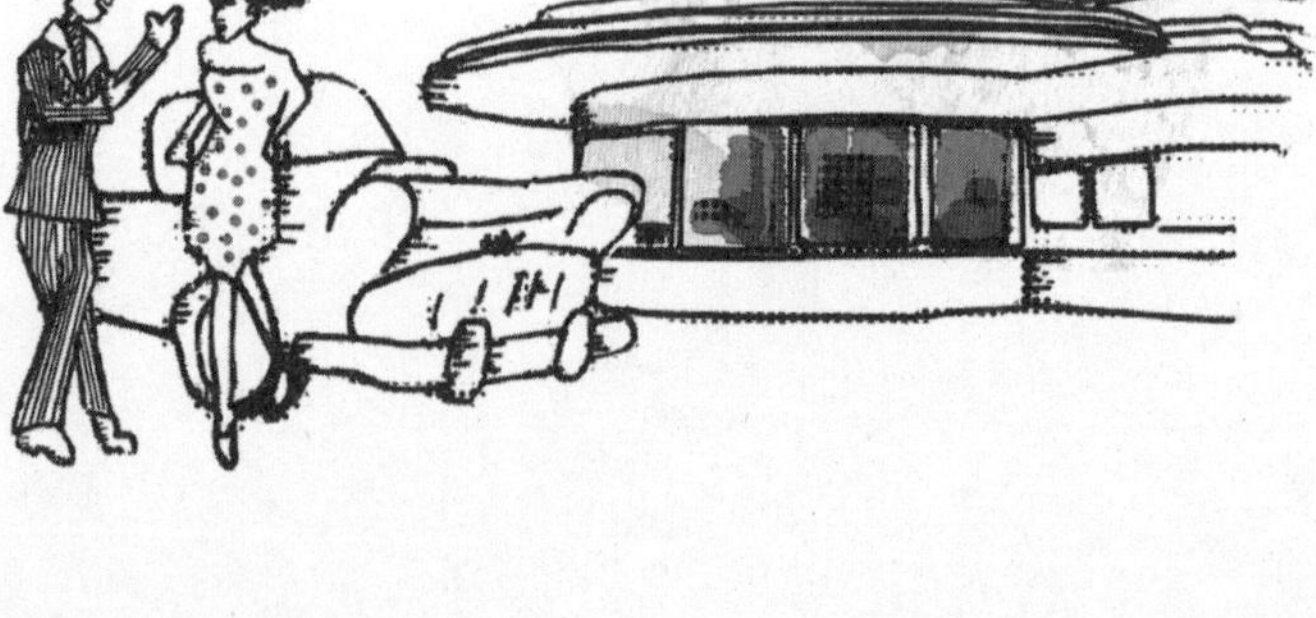

では、当時の患者たちは……?

医療が医療を行なう者を中心に発展していくなかで、歯科医院を訪れる人たちはいわば治療の対象物であり実験台。「心を持つ人間」ではなく「歩く歯」として扱われていました。患者たちは「自分の歯が弱いからいけないのだ」とさえ考え、言われるままに治療を受けるしかなかったのでしょう。専門知識を持つ医療者と持たない患者のあいだに、目に見えない〝上下関係〟ができあがっていたといえます。

さて、バークレーのことに話を戻します。

高度な治療技術を身につけ、お金をもうけ、浮かれているばかりだったかというと、実はそうではありません。古くからの友人たちが「治療費が高すぎる」と反発し、しだいにバークレーから離れていったからです。批判の声を耳にするたび、「患者にとって一番いいと思うものを提供しているのだから仕方ない」と自分に言い聞かせるのですが、心は曇ったまま。大切な人たちを切り捨てているような気がして、心がチクチク傷みます。

私はまるで、物売りになったような気がした。人々に、いずれ損するとわかっている投資をさせて二流の治療を行なうか。それとも、小さな町の友人たちに「金もうけ主義の歯医者だ」とののしられるか。二つのあいだで私は思い悩んだ。

さらに、高額な治療費を払える人のことさえも心に引っかかり出しました。この治療をしても、いずれまた治療することになるのではないか？　高額な治療を繰り返したあげく、最終的に歯がなくなるだけなのではないか……？　これまでの経験から、すでにそうした予測がついていたのです。

心のなかの鉛は、成功すればするほど、時間が経てばたつほど、重く大きくなっていきました。そしてついに、決定的なことが起こります。少し長い引用になりますが、ご紹介します。

私を大きく打ちのめす出来事が起きた。高校時代、チアリーダーのメンバーであり私がひそかに好意を寄せていた女性が、私のところへやってきた。彼女は四度の妊娠をしたあとで、口の中は悲惨な状態になっている。彼女は歯をきちんと磨く人だったので、この状態にすっかりまいっていた。また彼女は、自分の家族はみんな〝柔らかい歯〟なのだと固く信じていた。私はなんとか助けになりたくて、歯の磨き方を改善すれば驚くほど効果があるはずだよと彼女に請け合った。そして、絶対に必要と思われる修復処置だけを計画した。しかし、これ以上悪化しないようにする最低限の修復処置の見積り額でさえ、四人の小さな子どもをかかえた若い一家には、とてつもなく高いものに思われたのだった。アポイントを入れはしたが、彼女は毎回その時間になってもやって来なかった。次に彼女に会ったとき、私はもう少しで叫ぶところだった。ほかの歯科医のところで、彼女の口は自殺を遂げていたからだ。すでに彼女は義歯を入れるべく、歯が全部抜かれていた。

高校時代の友人であれば、まだ三〇歳頃。しかも、のちに講演会でバークレーが語ったところによれば、彼は美人だった彼女のことがずっと好きで、デートしたいと思っていたほど！　あこがれの女性の歯がすべてなくなっているとなれば、衝撃は相当大きかったにちがいありません。そしてもっとショックだったのは、一度は自分のところに来る予約をしたのに、キャンセルの電話すらないまま別のところで歯を抜いてしまったこと。それを相談すらしてもらえなかったことでした。おそらく周囲のだれかが「あいつを信用するな」と入れ知恵をしたのでしょう。「人のためになる」と信じて追いかけてきた質の高い治療の無意味さ、自分の無力さを痛感した出来事でした。

そしてバークレーは、ついに大きな決心をします。

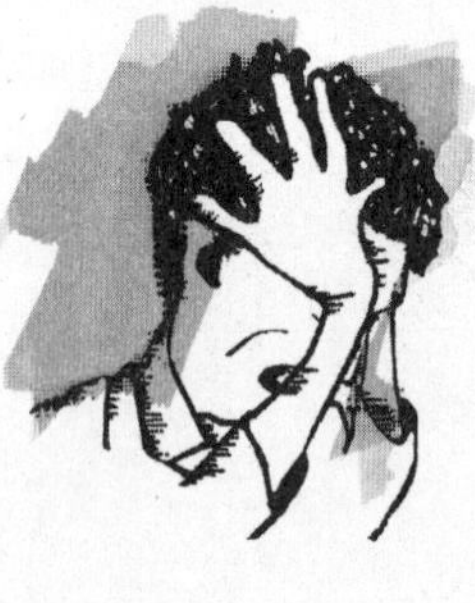

私は自分に言い聞かせた。

「二度とすまい。これからはけっして患者が受け入れないものをすすめることはすまい。現状維持のほうが、抜歯をして義歯をするよりも低コストになるようにしよう。私のクリニックでは、歯を抜かずにおくほうが抜いてしまうよりも安くつくようにしよう。予防のほうが得になるようにするのだ」

バークレーの人生に、そしてアメリカの歯科史上に「予防」という二文字が刻まれた瞬間でした。

すべてが一方向に力強く流れている大河のなか、こうして流れに逆らって立ち止まるのは危険なことです。しかし、バークレーがその決心をすることができたのは、何も彼が特別な歯科医師だったからではありません。むしろ、ごく普通の歯科医師でした。ただ一つ

だけ、彼が当時のほかの歯科医師とちがったのは、「自分が行なってきた医療を真正面から見つめ、問題を受け止め、まちがっていたと認めたこと」。これにつきるのではないでしょうか。

バークレーは流れに逆らい、良心に従って歩きはじめたのです。

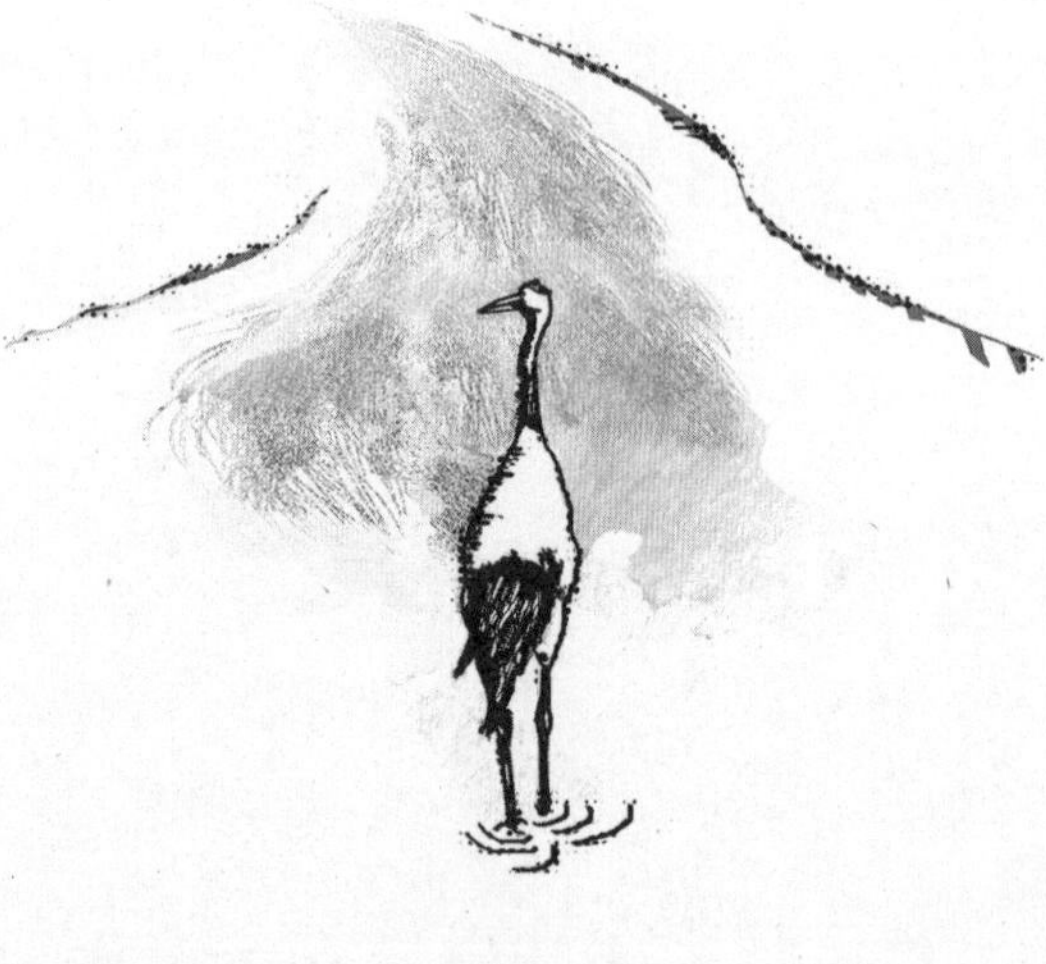

第2章

歯科医師ではなく、ひとりの人間として

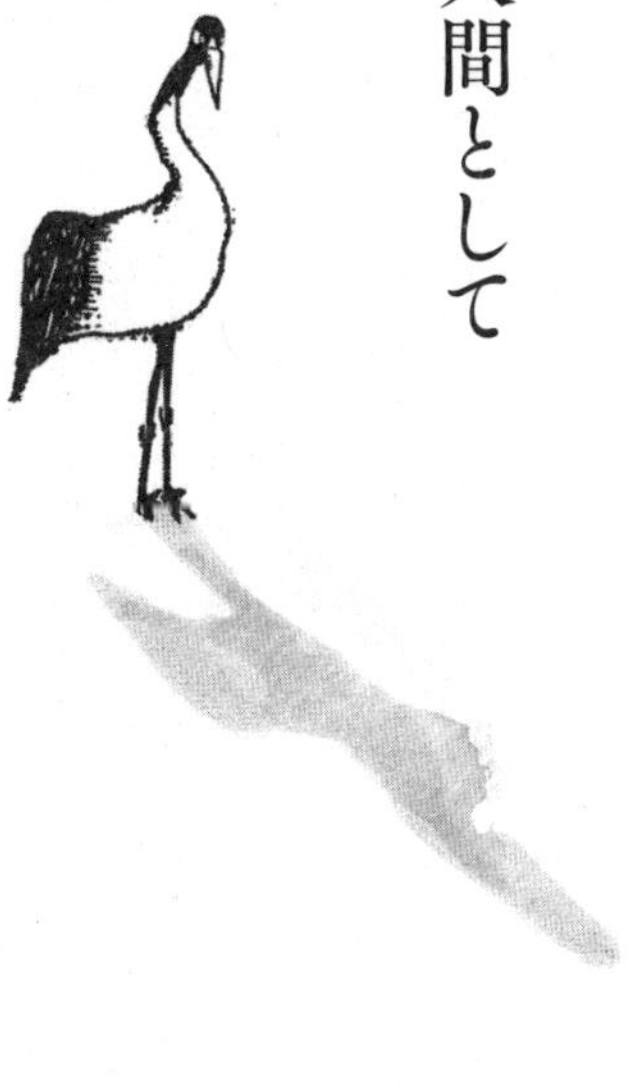

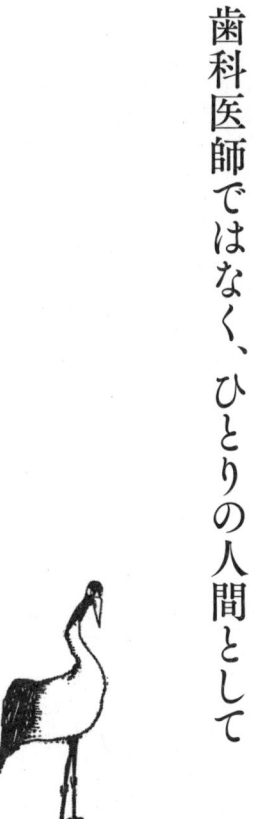

第2章　歯科医師ではなく、ひとりの人間として

治療ではなく、予防を。バークレーが並々ならぬ決意を持って自分の道を歩きはじめたのは、開業から四年目。三〇歳ごろのことです。今まで行なっていた修復治療や抜歯をせず、ではいったい何をすればよいのか？

大きなヒントになったのは、テキサス大学の歯科医師、サムター・アーニムが当時行なっていた研究とその成果でした。

先生は私に言った。「穴やすき間を埋めることで歯科の病気を抑えることはできない」と。そして、歯に空いた穴をきれいに清掃しておくことにより、ムシ歯の進行が止まったというテキサス大学病院の患者について話してくれた。その穴は、何年ものあいだ問題なく痛みもない状態に保たれたという。また、深刻な歯肉

疾患だった人たちが、病状の進行を遅らせるためにどんな指導を受けたかも説明してくれた。劇的な成果が出ており、歯周病の手術はできるだけ先延ばしにしてもかまわないだろうという。……（中略）……

アーニム先生は言った。

「彼らに知識と道具を与え、何をすれば良いかを教えてあげなさい。家に返し、教えたとおりに実践させなさい」

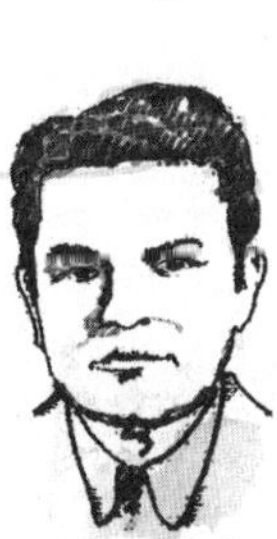
Sumter S. Arnim.

患者に歯を磨く方法を教える。バークレーは直感的に「自分が診療のなかですべきことはこれだ！」と思いました。アーニムの言うとおり、むし歯の発生や進行を抑えることができるなら、もうムダな治療をしなくて済む。歯を抜くことなく、ずっと保つことができるのです。

とはいえ、アーニムが行なっていたのは歯科大学内での研究レベル。このまま自分の診療に取り入れるだけではうまくいかないだろうことも予想していました。

患者はあくまでも治療を求めてやって来るのだから、「口の中を清掃する方法を教えます」と言っても納得してもらえないのではないか？

補綴物を入れたり抜歯を行なったりする治療は目に見えるけれど、「教育」は目に見えないもの。そこにお金を払うことに、患者は抵抗を感じるのではないか？

第一章で述べたように、世の中の大半は「物質主義」で「治療重視」。診療スタイルを変えるということは、同時に、歯科医院に来る患者たちの常識や価値観をもがらりと変えなければならないということだったのです。

しかし、あきらめずに考え続け、つねにアンテナを張っていたからでしょう。バークレーに運命的な出会いがおとずれます。

歯科医師のL・D・パンキーです。

パンキーは当時六〇代。咬合を視野に入れた修復歯科医学の開発者としてすでに大きな成功を収めていましたが、それ以上にきわだっていたのは〝歯科医療哲学者〟としての顔です。「歯科医療にたずさわる者としてどうあるべきか。何を目指すべきか」。患者に行なう医療すべての根本となる考え方とその実践方法を説き、多くの若者たちの関心を集めていました。

マイアミで開かれた三日間のセミナーに参加したバークレーは、そのときの新鮮な発見を次のように書いています。

L・D・パンキー先生は、歯科医療の基盤となるような歯科医療哲学の考え方を紹介してくれた。先生はこの哲学を、たんに技術的な面のみではなく、歯科医師と患者の人間関係をも扱うものとして論じていた。先生は患者を、たんに解決すべきたくさんの歯の問題をかかえた〝もの〟としてみなすことなく、人間として、友人として扱っていた。私はこうした先生のアプローチや患者を扱うみごとな手腕に、おおいに刺激を受けた。

「患者を人として扱う」

この考えと姿勢は、バークレーに大きな衝撃を与えました。これまで、歯科界ではいっさいこうした話を聞いたことがなかったからです。大学の授業ではもちろん、それまでに受けたどのセミナーでも講演会でも勉強会でも、患者との関係性については触れられていませんでした。人として扱うことがあたりまえだったからでしょうか？　そうではありません。歯科医師は「歯」そのものを扱う職業である、ということがだれの頭にも行動にも根深く沁みこんでいて、「人として扱う」という発想自体、生まれようがなかったからです。

パンキーの哲学は、多くの歯科医師と同じように「歯を削る・詰める・抜く」のルーティンをこなす日々のなかで、ごく個人的な体験から生まれたものでした。

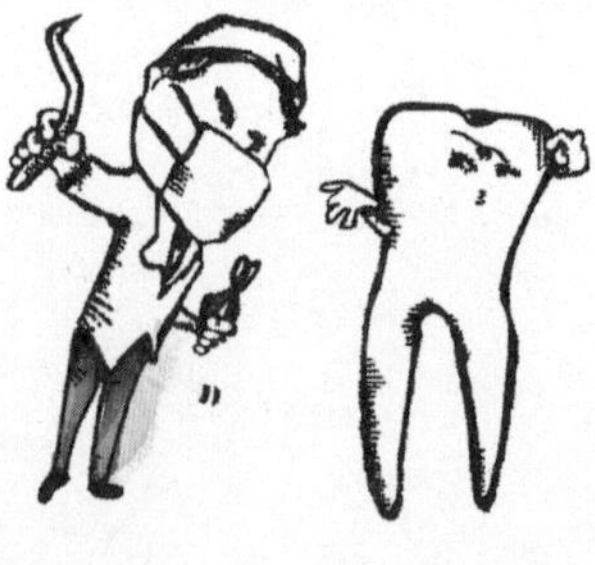

書籍『パンキーフィロソフィ』のなかでパンキー自身が明かしているエピソードを、ここで少し紹介します。

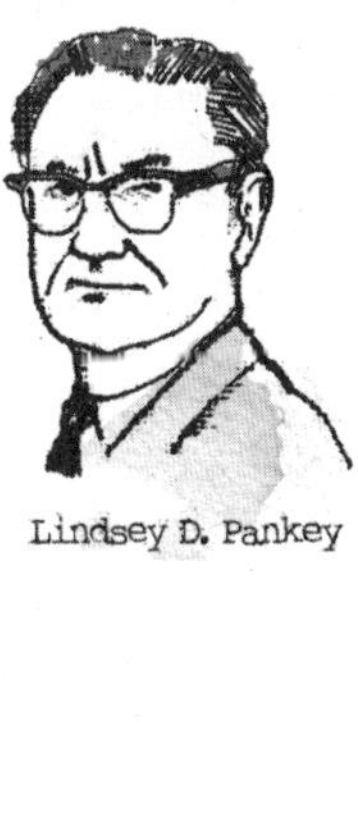
Lindsey D. Pankey

私の医業はうまくいっていた。しかし、ある日の昼食後、郵便局に立ち寄ったところ、私の人生を根底から変えることになった手紙を受け取った。それは私の母からの手紙であり、こう書かれていた。

〝あなたの診療は、うまくいっているようで何よりです。でも、私が受けたようなことを、あなたは患者さんにしていないでしょうね。私は歯をすべて抜かれてしまって、今では義歯をしています。これは私の人生にとって最高に不幸な経験です〟

このとき、彼女はまだ四二歳で、美しい女性だった。彼女は八七歳まで生きたが、

彼女のそれからの人生に幸福な日はなかったのではと思う。その義歯が彼女の人生を、容貌を、自信を、そして自負心を完全に変えてしまった。彼女はこの四つを喪失してしまったのである。……（中略）……その日から、患者を診ると必ずその人はだれかの妻であり、夫であり、子どもであり、あるいは親戚なのではと思わずにはいられなかった、そして自問した。

〝抜歯をして、義歯にすることが、この患者に本当に必要なのだろうか〟

私は自分自身に一つの誓約をした。私は生きている限り、けっして歯を抜かないでおこう。人々の歯を救う手だてを学ぶことに、自分のこれからの人生をささげてみようと決意した※。

お気づきのように、パンキーのエピソードはバークレーのそれとよく似ています。バークレーはセミナーのなか、自分の体験を思い出して心をかき乱され、おおいに共感したに

※『パンキーフィロソフィ』L.D.パンキー、W.デイビス著／山田忠生ほか編／Academy of Practice Administration,1991.12より

ちがいありません。実際にパンキーの診療所を訪れ、患者を前にした彼の声かけ、まなざし、しぐさの一つひとつから、「患者を人間として扱うとはどういうことか」をまざまざと感じ取りました。

そして何より、患者の常識や固定観念、価値観を変えるには何が必要かを、深く理解したのです。

- **歯を「ものを噛むための道具」ではなく、「その人の尊厳に関わるもの」「その人の人生そのもの」と捉えるべきであること**
- **歯科が扱うのは「歯」ではなく、一人ひとり異なる個性を持つ「かけがえのない人間」だと認識すること**
- **「あなたにとって最良の治療はこれです」と綿密で完璧な治療計画を見せるより、もっとぬくもりのある生身の人間同士のコミュニケーションが必要だということ**
- **その人が本当に幸せになるために、自分は何をすべきなのかをつねに真摯に考えるべきだということ**
- **医療者は、患者の上に立つのではなく横に並ぶべきだということ**

これまで歯科に関する本しか読んだことがなかったバークレーは、人間の心理や行動を知るために、さまざまなジャンルの本を読みはじめます。歴史、哲学、マーケティング、心理学……。

さらに、書籍に書かれていたことをより立体的・実践的に学ぶため、教育心理学者であるネイザン・コーンに協力を求めました。コーンに導かれて「自分はそもそもどういう人間なのか」を探求します。自分のなにげない態度や感情、心の内にひそむ偏見や欲望、性格や目標を洗い出し、徹底的に向き合うのです。そうして「本来は頼りないひとりの男でしかない」という自覚のもと、そんな自分がどうすれば、患者一人ひとりとの関係性をうまく築いていけるのかを考えていきました。また、患

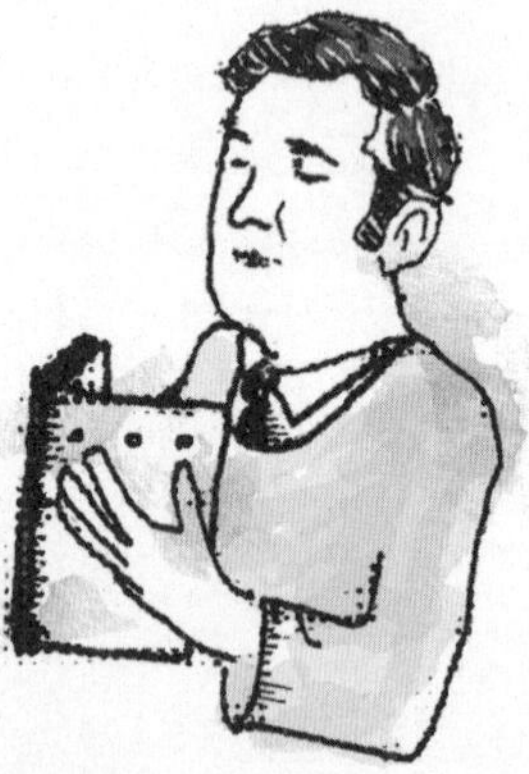

者が持つ歯科への固定観念や価値観を変え、「歯を守る」行動へと導くには、どんな言葉や態度でコミュニケーションを取るべきなのかについても議論を重ねました。知識をたんなる情報で終わらせることなく、診療のなかで確実に実践できるものにしようとしたのです。

サムター・アーニム、L・D・パンキー、ネイザン・コーン。この三人のことを、バークレーは「自分の人生に計り知れない影響を与えた三つの源」と呼び、次のように記しています。

今振り返って考えてみると、三人の偉大な人たちの考えが、それぞれ互いに称賛し合っていたことも、私が「わかりやすい」歯科医療哲学を展開したときの主な構成要素になったことも、少しも不思議なことではない。パンキー先生からは、患者とのあいだに人間対人間としての良い関係を育む大切さを学んだ。コーン先生は、そうした関係をどうやって築けばよいか、そしてきちんと機能する関係ができたときにはどうやって患者を教育していけばよいかを教えてくれた。

総合して考えると、アーニム先生の疾患の抑制という考え方を実際の臨床に適用するには、歯科医師と患者の人間関係が欠かせないということになる。同時に、「治療の必要はあるけれどきっと健康になれる」という自信を患者に与える、私自身の力量もまた不可欠だということだ。

一九六〇年。こうして、世の中にはいまだ存在しないバークレー独自の予防医療が固まっていきました。

そして実はその過程で、並行するようにして大きく育まれていたものがあります。それは、バークレー自身の人生観。「自分は何のために生きるのか」という究極の問いに対する、次の答えです。

「人の幸せのために生きる」

予防の道を迷いなくぶれることなく突き進むことができたのはまさに、この人生観を発見し、生涯手放さなかったからではないでしょうか。あるいは〝本気で〟予防に取り組むとき、医療者はおのずと、肩書を越えたひとりの人間として生まれ変わることを求められるのかもしれません。

第3章

患者が考えるのを手伝う

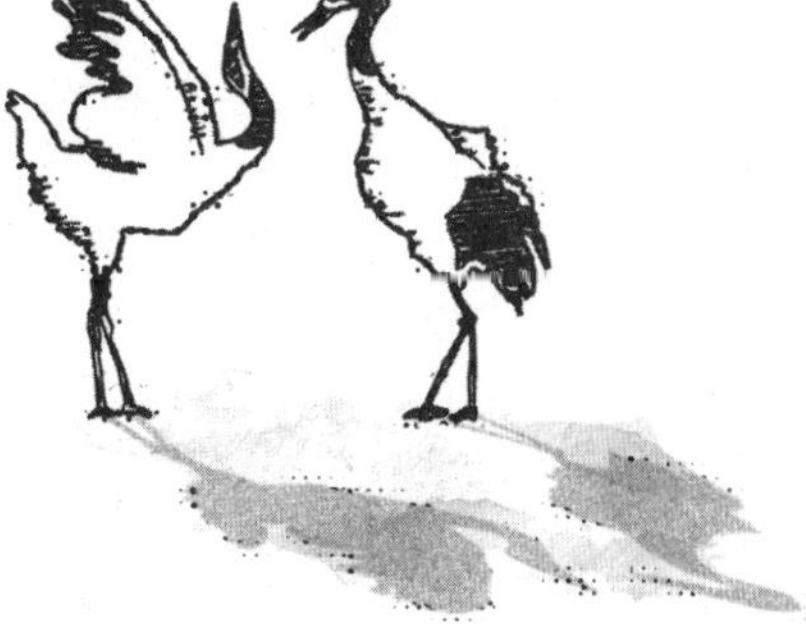

第3章　患者が考えるのを手伝う

どんなに立派な哲学を掲げたとしても、実践し成功させなければ意味がない。その一心で、クリニックでの毎日を過ごしていたバークレー。患者にセルフケアの教育を行なうにあたって、何度もトライ&エラーを繰り返しました。そして、ようやくひとつの形を完成させます。

『5日間のセルフケア集中プログラム』です。

このプログラムではまず、その人に合った道具を選び、どこをどう磨けばいいのかを教えます。そして、5日間連続でクリニックに来てもらい、ケアがきちんとできているかをそのつど確認。適切にケアできていない場合は、もう一度磨き方をおさらいして……。

と、ここまで説明すると「現代のブラッシング指導と何がちがうのだろう」「5日間連続で行なうだけで、あとは同じじゃないか」と思う人がいるかもしれません。でも実は、決定的にちがうことがあるのです。

それは、プログラムを行なう「目的」です。

バークレーはたんに、適切なセルフケアの方法を習得させ、口腔内を良くすることだけを目的にしてはいませんでした。彼が見ていたのはもっと根本的で本質的なこと。「**自分の健康に対する責任感を養う**」という、患者の心への働きかけでした。

私はこれから、患者が自分自身の健康に対して責任感を抱けるよう、助けていくつもりだ。これは、私の予防プログラムの成功を左右する、唯一にして最も重要な要素である。

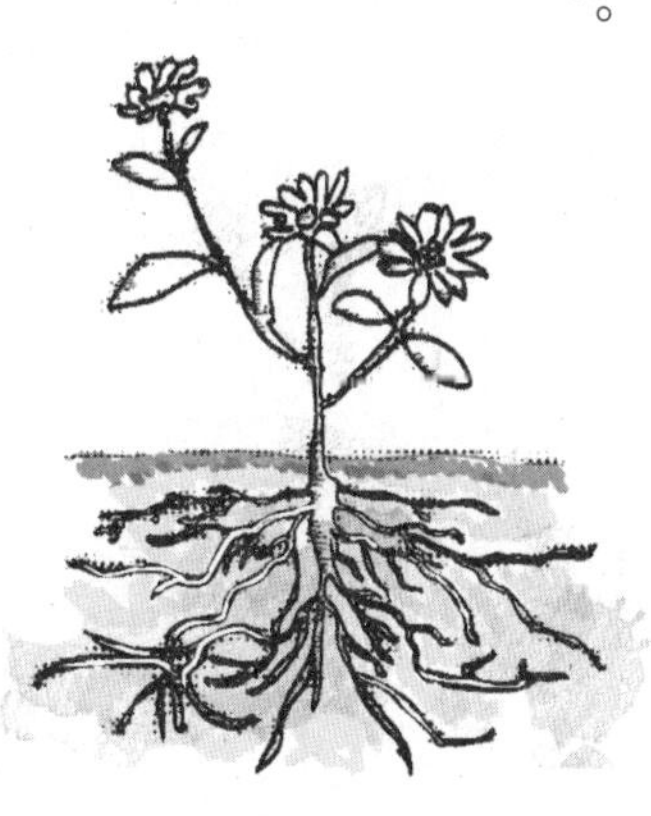

生涯ずっと歯を守っていくには当然、毎日の口腔ケアが必要です。でも、「人に言われたからやる」では長続きしません。毎日欠かさずケアをする意欲は「自分で自分の健康を守る」という責任感があってはじめて生まれるもの。その責任感に目覚めさせるきっかけを、このプログラムでつくろうと考えたのです。

口腔の健康を扱う歯科医療者が、こうして患者の〝心の教育〟にまで踏み込む例はおそらくこれまでになかったでしょう。背景にあったのは、健康に関するバークレー独自の見解でした。

口腔の健康というのは独特なものだ。どんなにお金持ちでもそれを買うことはできないし、貧しいからといって他人からもらえるわけでもない。私には、人々の口腔をより快適に、より機能的に、そしてより魅力的にすることはできるが、健康にすることはできない。私には、どうすれば健康になれるかを教えることはできるが、そのやり方を続けるかどうかはその人次第である。

では、どうすれば自分の健康に対する責任感を芽生えさせることができるのでしょうか。

一つ目は、**「何をすれば健康になれるのか」「健康とはどういうものか」を一度体験させること**だといいます。

馬を水場まで連れて行くことはできても、むりやり水を飲ませることはできない。
しかしその馬にまず渇きをおぼえさせれば、あとは簡単だ。

ことわざをもじって作られたこの言葉。表現されているのは、「どんなにていねいに歯磨きの大切さを知らせても、実際に行動させるのはむずかしい。けれど、健康とはどういうものなのかを体験させることができれば、みずから自然と磨くようになる」という人間

の行動心理です。具体的にはどういうことか。バークレーが想定していた患者の体験をまとめると、次のようになります。

歯科医師や歯科衛生士のアドバイスを受け、患者はセルフケアに真剣に取り組む。すると4日目ごろにはケアのスピードや手際の良さがアップし、歯肉の状態も良くなりはじめる。5日間のプログラムが終わるころには出血がおさまったり腫脹が引いたりなど、口腔内は明らかに改善※。患者は「これが健康な状態なのだ」と実感する。そして、はじめて大きな手ごたえを感じる。「今まで口の中のことは歯医者に任せていたけれど、自分の努力で健康にできた!」と……。

まさにこうした経験が自信と責任感をもたらし、今後ケアを続けていくモチベーションにつながると、バークレーは確信していたのです。口腔ではなく心理と行動に目を向けたからこその、新しい発想ではないでしょうか。

※ 根拠になっているのは、「口腔ケアをしないと歯肉炎が広がり出血が起こるが、フロスを使ったプラークコントロールを再開すれば、5〜6日後には出血が止まる」とするデンマークの歯科医師 ハロルド・ルーの研究。バークレーはさっそくこれを自分の患者に試し、「適切なセルフケアを続けることが、疾患を抑制し健康を保つ手段になる」ことを確認。ケアしやすくなるよう最低限の治療を施したうえで、患者をこのプログラムへと導いた。

そして、もう一つ。患者の責任感を養うため、バークレーが徹底的に心がけていたことがあります。

それは、**患者自身に考えさせること**です。

> 歯科医師は、名高き「説明者」である。彼らは、自分たちの哲学や疾病管理プログラム、オフィスの方針や歯内療法、質のいい歯科医療、そのほか数えきれないことを絶えず説明している。これは不運なことだ。なぜなら患者にとって、集中砲火のような言葉を聞きながら、それと同時に「口腔の健康――あるいは不健康――が自分のこれまでの人生にどんな影響を及ぼしてきたか、今どんな影響を及ぼしているか、今後どんな影響を及ぼしうるか」を考えることは難しいからだ。……（中略）……ということはつまり、説明を避け、患者がしっかりと考えられるよう助ける歯科医師のほうが、結果的に患者の行動に影響を与えるということになる。

書籍のなかでバークレーは、かつては自分も説明者だったと告白しています。「私は、あなたにとって何が一番良いかを知っています」という態度で患者と向き合っていた、と。でもそれは、受け身な姿勢を生むだけ。自分と患者のコミュニケーションを何度も検証するうちに、一方的な説明は命令と同じで、行動を持続させる効果がないと気づきます。

説明する代わりにバークレーが行なったのは、「聞くこと」でした。歯のことで過去にどんな経験をしてきたのか。今の口腔内の状態をどう感じているのか。気になる部分はどこであり、どんな状態にしたいのか。どんな未来を想い描いているのか……。人は質問に答えようとするとき、自然と頭を動かして考えるからです。

具体的にはどんな質問だったのでしょうか。

子どもを持つ母親をカウンセリングしたときの質問票が書籍に掲載されているので、その一部を抜粋してご紹介します。

「この歯でどのくらいあなたは悩んでいますか?」

「以前にもこのようなことがありましたか?」

「そのときにはどうなさいましたか?」

「いつもむし歯がありますか?」

「姉妹や兄弟をお持ちですか?」

「彼らにもあなたと同じくらいむし歯がありますか?」

「子どものころ、あなた方は歯に詰め物をしましたか?」

……

「ご両親にはまだ歯がありますか?」

「いつ歯をなくされましたか?」

……

「あなたのお子さんの歯はいかがですか?」

……

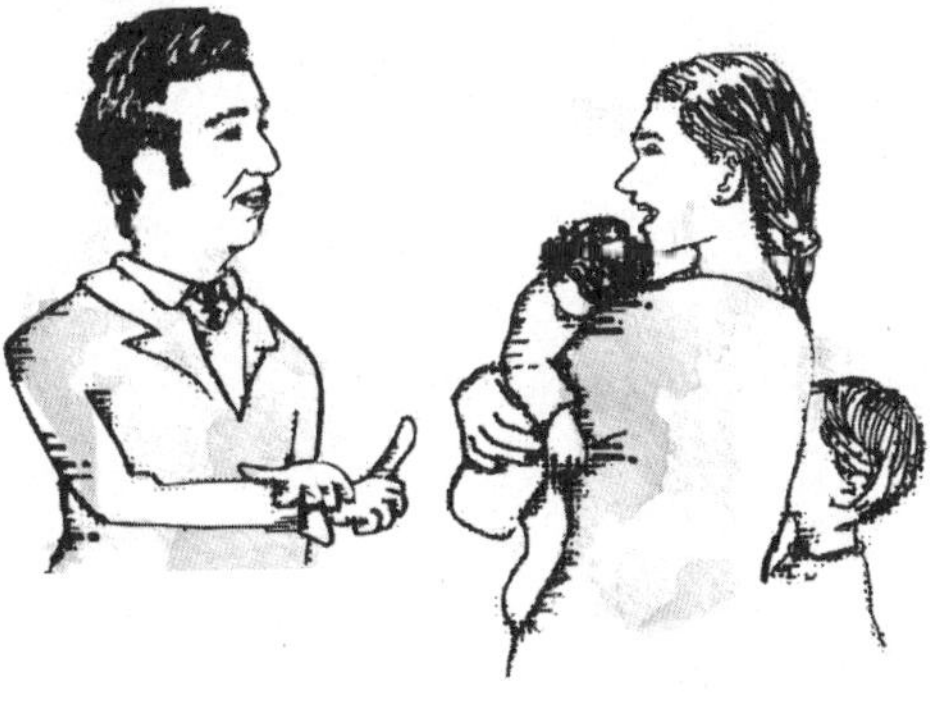

「お子さんたちに、あなたと同じような歯の問題がまったくなかったとしたら、もっと気持ちが楽になりますか?」
「子どもたちがむし歯になるのをどうやって避けたら良いか、学びたいと思いますか?」

全部で二十にもわたる細やかな質問。そこからは、「自分の過去・現在・未来について考えてもらおう」「口腔内の健康がいかに重要かを考え、気づいてもらおう」という意図が伝わってきます。もちろん、いつもの癖でつい自分の考えを説明してしまったり、答えを待てずに先に話してしまったりすることもあったはずです。あるいは、口ごもる患者に内心いらだつこともあったでしょう。でもその繰り返しのなかで、主役はあくまでも患者であり自分は脇役であることを、徐々に体に沁み込ませていったのではないでしょうか。次々に繰り出される質問は、まるで「自分が話すのではない、患者が話すのを助けるのだ」と自分に言い聞かせるかのようです。磨けていない場所に気づかせるときも、セルフケアの道具を提案するときも、使い方を指導するときも、バークレーはこの姿勢を貫きました。こうした、「患者自身に考えさせること」を最大限に意識したコミュニケーションの成果を、次のように記しています。

> 驚いたことに、私が自分の歯科医療哲学や患者のために何ができるかを語るのをやめればやめるほど、患者を自分自身について真剣に考えるほうへ仕向けられる、ということがよくわかった。そして、患者自身に考えさせればさせるほど、患者は自分の健康に対する責任を引き受けるようになった。

質問と答えのやり取りのさなか、両者のあいだにはいったいどんな空気が流れていたのか。想像することしかできませんが、患者はおそらく「歯医者に来てこんなに話したのははじめてだ！」と驚いたのではないでしょうか。そして、「この人は自分のことを本気でサポートしてくれるのだ」と感じ、警戒心を解き、信頼を覚えたにちがいありません。

「教えを授ける—受ける」という上下の関係から、「健康を守る方法を共に考え、ゴールに向けて一緒に進む」という横の関係へ。この『5日間のセルフケア集中プログラム』は、患者の責任感を育むと同時に、医療者と患者の関係性を大きく変えるものでもあったのです。5日間は、患者が生きている限りずっと続く、長い信頼関係の最初の五日間でした。

6日目に患者の顔にあらわれた表情を見ることができたのは、歯科医療にたずさわって以来、もっとも満足のいく経験の一つだ。患者は、私が患者に自立する機会を与えたことに気づいてくれた。そしてその瞬間、私自身と歯科医療を熱烈に受け入れてくれた。これは、今までに経験し

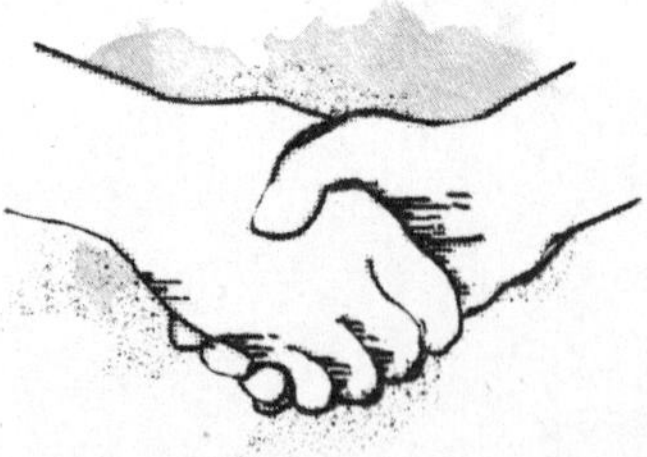

た何にも勝るものだった。私は確信した。自分の臨床は成功するだろう。そして、この患者の感激を絶やさないようにする限り、たいていの失敗はなくなるだろう、と。

一九六五年。バークレーは自分の取り組みとその成果を、地元の歯科医師会で発表します。これまで存在しなかった新しい歯科医療に、多くの歯科医師が驚きました。そしてその価値を認め、自分のクリニックに取り入れようとしました。噂が噂を呼び、ほかの州で行なわれている学会や勉強会からも、次々と声がかかります。

ロバート・フランク・バークレーの名が「予防」という新たな概念とともに全米に知れわたるまでに、そう長くはかかりませんでした。

第4章

歯科衛生士が本当にすべきこと

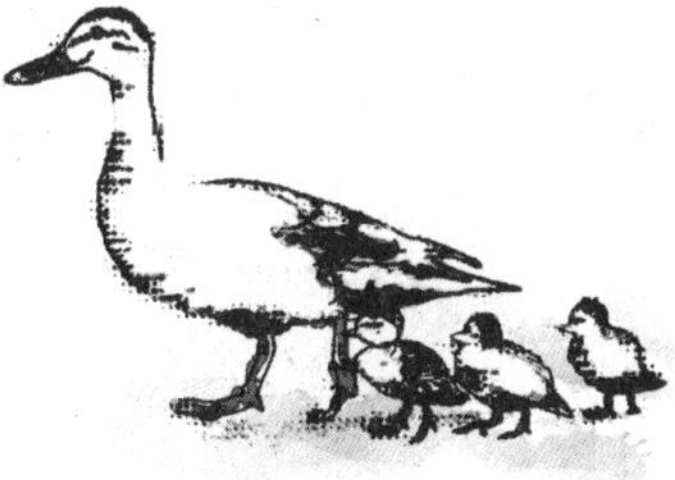

第4章　歯科衛生士が本当にすべきこと

バークレーのことで、もう一つ紹介しておきたいことがあります。それは、「歯科衛生士」の役割について。当時の歯科衛生士が置かれていた状況に異をとなえ、あるべき姿を明確に述べたという点です。

まずは、バークレーが実際に経験したこんなエピソードをご紹介します。

だいぶ前のことだが、私はフォート・ローダーデールからシカゴに行くのに、がら空きの飛行機に乗っていた。乗務員とおしゃべりしていて、自分は歯科医師だということを話した。すると彼女はすぐに別の乗務員を呼び寄せたのだが、その人は「私は元歯科衛生士なんです」と言う。私は驚いて「歯科衛生士？　こんなところで何をしているんだい？　地上のほうがもっと稼げるでしょう」と言った。

「もう耐えられなかったんです」。彼女は言った。「チェアサイドに座って、ひたすら掃除するんですよ。六ヶ月前、その六ヶ月前、さらにその六ヶ月前に掃除したのとまったく同じものを！　じゃあ六ヶ月後、その六ヶ月後、さらにその六ヶ月後には、私はどんなふうに掃除していくのかしら？　そうやってずっと先まで考え始めたら、もうこれ以上耐えられない。そう思ったんです」

歯科衛生士の仕事に嫌気がさし、仕方なく飛行機の乗務員になったと訴える彼女。偶然出会っただけの歯科医師に思わず自分の過去を打ち明けるとは、よほどストレスのかかる辛い経験だったのでしょう。でもこれは、ひとりの歯科衛生士にたまたま起きたエピソードではありません。新しい歯科医療を提唱し注目を集めつつあったバークレーのもとには、多くの歯科衛生士から「仕事をやめようと思っている」という手紙が届いていました。飛行機で会った彼女は、いわばその代表だったのです。

当時、歯科医師たちがわき目もふらず「削って詰める」かたわらで、歯科衛生の仕事は「歯石の除去」。患者がだれであろうと変わらず、定期的に、同じ道具で、同じ時間内に、同じテクニックを使って、ついている歯石をひたすら取り除くのです。最初に「口を開けてください」と言う以外に、会話の必要はなし。この一生続きそうなルーティンの仕事に、やりがいや将来性を見いだせる人がいるでしょうか？　実際、歯科衛生士の仕事を長く続ける人はごくわずか。資格を持つ人の三分の二は、前述の女性のように途中で転職してしまったといいます。

こうした仕事のありかたを、バークレーは

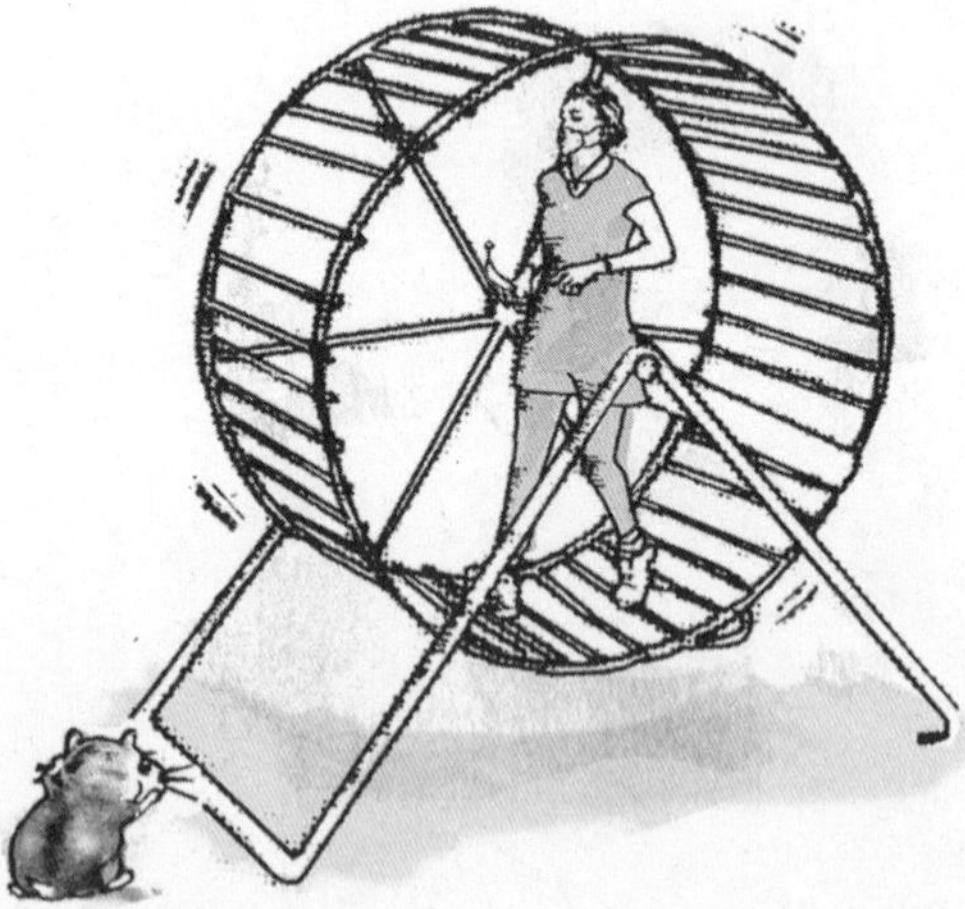

「うんざりするほどくどく、古くさい機械的な仕事」「ガチガチに凝り固まった、時代おくれの職務」という強い言葉で批判。原因は歯科衛生士学校の教育システムや歯科医院の経営方針にあるとし、歯科衛生士を「過剰な反復作業の犠牲者」とまで述べています。

では、歯科衛生士が本当にすべき仕事とはいったい何なのか。バークレーは、掃除よりももっと大切な役割があると考えていました。それは「教育」の分野。第三章で述べた、患者の心を導く仕事です。

歯科衛生士に必要なのは、プロとして成長すべく挑戦し続けられるような広い活動範囲である。言うまでもなく、その長いキャリアを通じてずっと。つまり、患者の相談に乗り、歯の疾患を予防する技術がもっとしっかり日課として組み込まれるよう、家族全員に教えていく仕事だ。真の予防歯科医療は、そんな活気に満ちた心満たされる活動を可能にしてくれる。

もっと具体的に言えば、次のような内容です。

- 患者が自分の口腔内の健康に対し、責任を持てるよう働きかける
- 患者が今の習慣を変えて、新しい習慣を身につけられるよう導く
- 患者の人生のさまざまな局面に寄り添い、その人が自立的に健康を維持できるようサポートする
- 患者と自分とのあいだに、一対一の血のかよった信頼関係を築く
- 患者の人生の目標を共有し、共に歩み続ける

この仕事には当然、高いコミュニケーション能力が欠かせません。でも歯科衛生士が自分の役割を見つめ直してこの力を磨けば、もっと活躍できるはず。途中で転職する人だって減るにちがいない。バークレーはそう信じていました。優れた能力を潜在的に持つひとりのプロフェッショナルとして、歯科衛生士を尊敬する気持ちがあったのでしょう。そし

て何より、予防歯科医療を実践するうえで必要不可欠な人材として、大きな期待を寄せていました。

患者の歯ではなく心を扱う以上、彼女たちもまた、手ではなく心で向き合うことが必要になる。そう考えていたことから、実際に歯科衛生士を採用するときには知識や技術力より「人間力」を重視していたといいます。

こうして、ひとりの歯科衛生士が目の前にいるひとりの患者を心から気づかい、自立心を尊重するとき。その人が、自分の健康を自分で守っていくのを見守り、支えるとき。ふたりのあいだに築かれる信頼関係は、いったいどんなものになるのでしょう。きっと、歯石を除去するだけのときとは比べものにならないほど、深く厚く強い関係になるはずです。相手に言われる「ありがとう」の重みや質も、ずいぶんとちがうのではないでしょうか。

バークレーはこの、患者と医療者の一対一のかかわりを、次のような言葉で表現しています。

私たちは患者と、相互依存の関係にある。どちらか一方だけが頼っているのではない。これは、哲学的な意味でのちがいだが、人々の人生に大きな差異をもたらすと思う。

多くの歯科衛生士の不満に、真摯に耳を傾けていたバークレー。その声の内に、彼女たちの悲しみや虚しさ、そして心の奥底にある「もっと人の役に立ちたい」という願いを読み取っていたのではないでしょうか。

予防歯科は、患者だけでなく、歯科医師や歯科衛生士にも幸せをもたらす医療。人の人生をより良くすることを通じて、医療者もまたより良く生きることができる。そのことを心から信じ、伝えようしていたのだと思えてなりません。

エピローグ

独自の予防プログラムを実施し、成功を収めるようになったバークレー。地元マコムでは多くの住民の信頼を集め、道ですれちがう警察官たちからも「やぁ先生！」と声をかけられたといいます。

また、講演活動も活発に。一九六八年、アメリカ最大の歯科学会『シカゴ・ミッドウィンターミーティング』での発表が大成功に終わると、それを皮切りにヨーロッパ各地、メキシコ、プエルトリコ、日本を歴訪します。ジョークを交えた軽妙な語り口はもちろん、表情豊かな顔つきや身長一九二センチの恵まれた体格、過去の失敗を隠さない正直さや予防プログラムの革新的アイデア。そのすべてが、多くの人々の心をつかんだのでしょう。当時のバークレーを知る歯科医師は、各地で熱狂的に迎えられるその姿を「まるでロックスターのようだった」と振り返ります。

バークレーの活躍を起点として、「予防」へと向かう大きなうねりがアメリカ全土に巻き起こります。ミッドウィンターミーティングの同年、「全米予防歯科学会（American Society of Preventive Dentistry)」が新たに設立されると、メンバーはみるみる増えてたった三年で六二八七名に※。最終的に八〇〇〇名にものぼりました。ある歯科医師は、この予防への加速度的な動きについて「歯科医療における最も〝ダイナミックな〟変化が起きた」と報告しています。一九七二年にはバークレー自身も『成功した予防歯科医療（Successful Preventive Dental Practices)』（本書で多く引用）を出版。取り組みの経緯やその成果は、ますます広く知られるところとなりました。

冒頭のセスナ機墜落事故が起きたのは、それからわずか五年後。歯科界の変革をさらに後押しすべく、新たな著作を準備していた矢先のことでした。あまりのタイミングに、この事故は現状維持を求める者たちによる陰謀ではないか、と考える研究者もいたといいます。

バークレーの考えに共鳴していた歯科医療従事者たちは突然の訃報に驚き、その死を惜しみました。

※ 1971年に開催された予防会議(Prevention Convention)には会場に入りきらないほどの聴衆が集まり、60名の歯科医師が無報酬で演説を行なった。

「彼は私が出会ったなかで最もパワフルでポジティブな人だった」
「私の歯科人生は、彼によって変えられた」
「バークレーは最も深淵な方法で歯科を変えた」

個々人はもちろん、歯科界全体にとっての大きな大きな喪失でした。

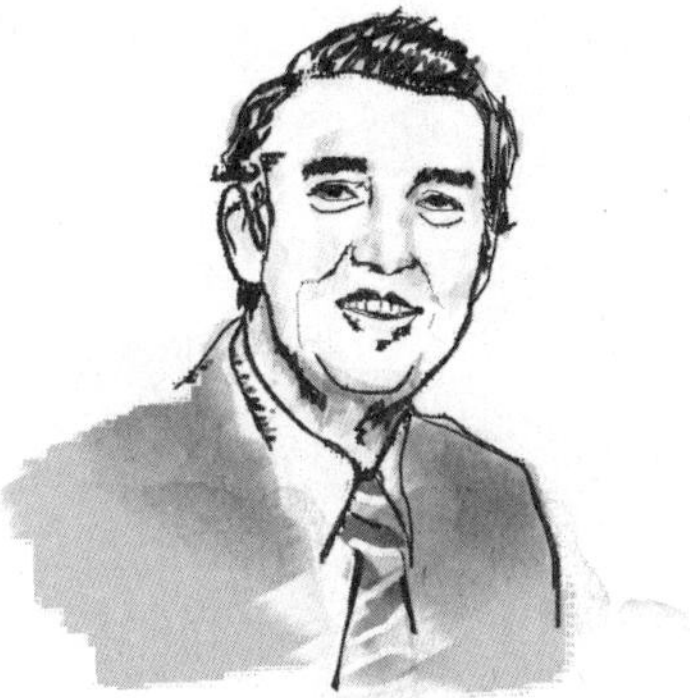

Robert Frank Barkley

1930.8.23 - 1977.8.13

"The man most responsible for humanizing dental education※"

※「歯科教育を、人間同士の関係性のなかで捉えることに最も貢献した男」。バークレーは事故の約1ヶ月前、まるでみずからの死を予言するかのように「私が明日死ぬとしたら、墓碑にはこの言葉を刻んでほしい」と言っていたという。

おわりに

活動のさなか、惜しまれながら死んだ人は多くいます。奴隷解放の父エイブラハム・リンカーンや公民権運動に尽力したキング牧師、非暴力を提唱したマハトマ・ガンディー……。

しかし、たとえ彼らの体は消滅しても、それですべてが終わったわけではありません。生前に行なったことや語ったことが、時代を越え国を越えて語り継がれ、今もなお人々が生きる糧になっています。

バークレーも、そうした偉人たちのひとりです。

今から五〇年ほど前に『五日間のセルフケア集中プログラム』を受けたという女性、カースティン・カーライルさん（七五歳）は、当時を振り返ってこう話しています。

「あのころの私は若かったから、きっとたくさんの問題を口の中にかかえていたと思う。もしあそこで五日間プログラムの提案を受けていなければ、今ごろは口臭もひどくてクラウンもたくさんあるおばあちゃんになっていたでしょうね。フロスだって存在は知っていたけど、ちゃんとした使い方なんて知りませんでしたから。七〇歳を過ぎてこんなにキレイな歯ぐきを維持できているのは、きっとあのときの経験のおかげよ。お口の健康を大事にするって考え方へ、二〇代でチェンジできてよかったと思っています」

カースティンさんは今も健康的で美しい歯を持ち、自信に満ちた笑顔で人生を送っています。

また、かつてバークレーから直接教えを受けた、歯科医師のマイケル・シュスター氏は次のように述べています。

「疾患の原因を患者に尋ねたり探ったりせず、ただ〝モノを修理する〟。そういう治療師としての古典的な教育を受けてきた私たちに、バークレーは〝予防的なアプローチ〟を吹き込んだ。彼は私の人生を変えた。そして私はこれまで、何千人もの歯科医師たちに彼のアイデアを伝えてきた」

真の歯科医療を目指す姿勢が、ある人の人生に大きな影響を与え、その人からさらに別の人へ、そのまた別の人へと広がり続けているのです。

日本においても、バークレーの哲学を活かすべきときが来ているように思います。

現代は、超長寿化の時代。「近い将来、一〇〇歳を超えて生きることがあたりまえになる」と言われるなか、人々はたんなる健康以上のものに目を向けはじめました。「いくつになっても明るく前向きに、自分らしく人生を歩み続けたい」。「自分の人生の運転手であり続けたい」。健康の先にある〝より良い生き方〟を、多くの人がこれまで以上に強く願っているのです。

そしてこの願いに応えられるのが、歯科にほかなりません。

ご存知のように歯は、おいしく食事をする器官であり、人とコミュニケーションするための大切なツール。自己表現や自己実現のかなめとして、百人百様の価値を持つからです。バークレーが『五日間のセルフケアプログラム』で実践したように、口腔の健康に対する責任感や自立心を育むことができたとしたら。自分で自分の歯を守っていく術を教えることができたとしたら。それは、人々にとってかけがえのない一生ものの財産になるのではないでしょうか。そして歯科医師や歯科衛生士は、歯から全身へ、さらに全身からその人自身へと視野を広げて診る「本当の医療者」へと変貌を遂げるのです。

世の中にできあがっているシステムではなく、自分の良心に従い、本当に人のためになる予防医療を行なったバークレー。その哲学を、情熱を、魂を、あなたはどのように受け止め、受け継いでいきますか？

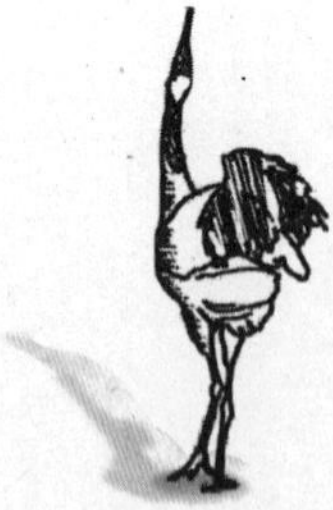

《参考資料》

●ROBERT F. Barkley, D.D.S. *Successful Preventive Dental Practices*
Printed in the USA/Agawam, MA February 17, 2010

●News Papers.com ／ https://www.newspapers.com/
Galesburg Register-Mail(Galesburg, Illinois) Mon, Aug 15, 1977
Galesburg Register-Mail(Galesburg, Illinois) Tue, Aug 23, 1977
Galesburg Register-Mail(Galesburg, Illinois) Thu, Sep 8, 1977

●In A Spirit Of Caring　http://www.spiritofcaring.com/public/department90.cfm

●L.D.パンキー, W.デイビス著, 山田忠生ほか編『パンキーフィロソフィ』
Academy of Practice Administration, 1991.12

●デイヴィッド・ハルバースタム著, 金子宣子訳
『ザ・フィフティーズ　1950年代アメリカの光と影　第1部』新潮OH! 文庫, 2002.8

常識を破り、プライドを貫く。

患者が求める真の歯科医療を追求した予防歯科のレジェンド

2018年1月11日　初版第1刷発行

著　　者　株式会社オーラルケア
発 行 人　大竹喜一
発 行 所　株式会社オーラルケア
〒116-0013　東京都荒川区西日暮里2-32-9
TEL 03-3801-0151　http://www.oralcare.co.jp
編集・制作　株式会社オーシープランニング
印刷・製本　株式会社エデュプレス

ISBN978-4-925102-37-7